DE LA NÉCESSITÉ
DE RÉTABLIR
LES
HOPITAUX MILITAIRES
D'INSTRUCTION
SUR DE NOUVELLES BASES

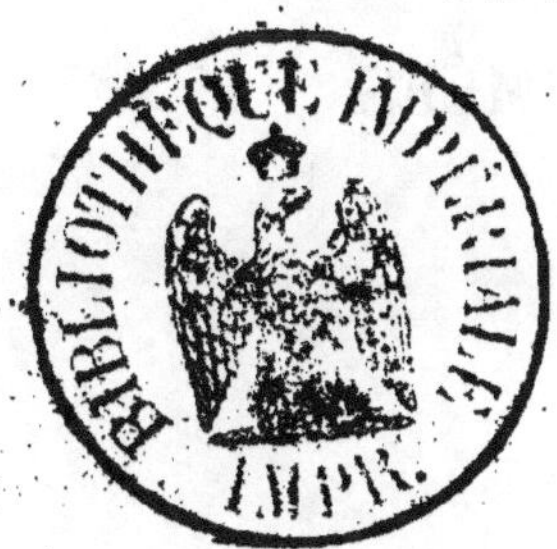

> « Les médecins militaires sont « à la fois des savants et des « soldats. »
>
> LE DUC D'ORLEANS.

LYON
IMPRIMERIE D'AIMÉ VINGTRINIER
Quai Saint-Antoine, 36.

1856.

A

MESSIEURS LES MEMBRES

DU CONSEIL DE SANTÉ DES ARMÉES

TÉMOIGNAGE DE RESPECT ET DE GRATITUDE.

AVANT-PROPOS.

Au moment où des bruits de réorganisation du corps de Santé se répandent et trouvent quelque crédit, grâce aux circonstances actuelles, il nous a semblé utile de jeter un coup d'œil sur le passé et le présent de la médecine militaire. Laissant de côté toute prétention à faire table rase des lois et règlements qui nous régissent, nous n'examinerons qu'un point, capital il est vrai, de cette vaste et intéressante question ; ne tenant pas compte, devant notre conscience, du peu de sympathie ou de l'indifférence que feront naître, chez quelques-uns de nos camarades, les réflexions que nous suggère la situation actuelle, nous les appelons à un examen réfléchi, sans arrière-pensée, sans passion ; convaincus de trouver chez beaucoup d'entre eux, dans un avenir prochain, une adhésion qui sera la récompense de la tâche que nous nous sommes imposée.

DE LA NÉCESSITÉ
DU RÉTABLISSEMENT
DES
HOPITAUX MILITAIRES
D'INSTRUCTION
SUR DE NOUVELLES BASES.

DE L'ANCIEN RECRUTEMENT.

Les trois hôpitaux d'instruction de Lille, Metz et Strasbourg, réunis à l'hôpital de perfectionnement du Val-de-Grâce, appelaient chaque année un nombre indéterminé de candidats pour suivre les cours et faire le service d'élèves, tous munis du diplôme de bachelier ès-lettres.

La durée du stage, un peu trop restreinte à la rigueur, ne laissait pas que de donner à ces élèves une instruction déjà solide, surtout au point de vue de l'anatomie, des pansements et des bandages, qui font la base de toute bonne chirurgie. Soumis à une observation sévère, sous le double point de vue moral et intellectuel, brisés à une discipline rigoureuse sans laquelle toute agrégation militaire cesserait d'exister, ils arrivaient, après trois années de labeurs et d'épreuves, au grade de chirurgien sous-aide.

C'était une seule et même famille que tous les éléments réunis en un faisceau commun à l'hôpital du Val-de-Grâce. Là tous les jeunes gens puisaient à la source cet esprit de sympathie, de solidarité, de dignité, que l'on appelle esprit de corps et qui est l'âme de toute organisation distincte; de ces écoles sont sortis une foule d'hommes instruits qui sont l'honneur de notre corps, dignes élèves de ces maîtres dont les noms appartiennent à l'histoire du pays et de l'humanité.

Qu'avait-on à reprocher aux hôpitaux d'instruction ? Ecartons loin de nous ces petites misères d'élèves à maîtres, ces mesquins souvenirs de rancune que la fougue de l'âge fait naître partout où il y a maître et élève, et qui s'effacent bien vite avec la raison et les années.

Les hôpitaux d'instruction ont fait la génération actuelle, à laquelle nous nous félicitons d'appartenir. C'est là un titre : ils ont formé cette jeunesse studieuse et disciplinée dont les bulletins officiels de l'armée d'Afrique et de l'armée d'Orient ont retracé la conduite devant les fatigues, les dangers, les privations, les épidémies!... Ils ont créé cette chirurgie militaire que nous envient les autres nations, et si nous ne craignions d'être accusés de flatterie, des noms et des faits se presseraient sous notre plume comme les témoignages vivants des services rendus par les hôpitaux d'instruction et de perfectionnement, malgré certains vices d'organisation qu'il eût été facile de détruire.

Si maintenant de ces considérations d'un ordre supérieur nous descendons dans des questions de pratique journalière, nous verrons que la *spécialité* en fait de médecine militaire n'est pas un mot vide de sens. Seulement ici la spécialité n'est pas constituée par une branche détachée de l'arbre médical, mais par l'homme lui-même soumis à notre vigilante observation, dans l'atmosphère où il vit : avec son âge, ses habitudes, ses mœurs, son genre d'existence parfois uniforme comme le spleen, parfois variable et accidenté comme les passions... Cet homme, il faut avoir subi toutes les vicissitudes de sa vie morale et physique, l'avoir suivi pas à pas dans les mille incidents de sa rude et laborieuse carrière pour le connaître, et saisir là des indications que vous chercheriez en vain dans toutes les doctrines les plus positives et les plus organo-pathiques, etc.

La médecine militaire a donc, outre les sciences des Facultés, besoin d'un enseignement spécial que l'on ne peut recevoir que dans des écoles et par des hommes spéciaux ; les écoles civiles donnent des médecins instruits, les nôtres ont donné des hommes instruits et des hommes d'action. Larrey, d'illustre mémoire, personnifiait à lui seul la médecine militaire : c'est lui qui en a fait une science à part, et nous ne voudrions pas voir périr ces nobles traditions..... Examinons maintenant les divers modes de recrutement actuels, et leurs conséquences.

DU RECRUTEMENT ACTUEL.

Une fois les hôpitaux d'instruction détruits, la médecine militaire n'a plus été qu'un vaste chaos jusqu'à l'organisation du 23 mars 1852. En principe, elle avait reçu un coup mortel; la famille tout entière avait été atteinte; et si la désunion n'a pas eu lieu d'une manière absolue, grâce aux bienfaits de l'éducation spéciale que nous avons signalée, l'esprit de corps en a ressenti une assez rude atteinte.

Alors, l'école du Val-de-Grâce est sortie victorieuse de cette tourmente, et son salut a été pour nous une véritable sauvegarde.

Cette école, il faut le dire, n'a pas rencontré parmi nous la sympathie générale qu'elle méritait, et cependant c'était toujours cette même école du Val-de-Grâce qui jadis étourdissait de sa gloire la Faculté de médecine elle-même. Quelques esprits plutôt égarés que convaincus auraient voulu voir anéantir cette chaire d'où la parole puissante de Broussais avait remué le monde savant. Cependant cette école c'était pour nous un drapeau autour duquel nous devions nous rallier, c'était le trait d'union qui joignait le passé à l'avenir... c'était l'espérance ! L'ancien mode de recrutement aboli, il fallait pourvoir aux exigences du service, et alors est survenue l'admission de jeunes docteurs en qualité de médecins aide-majors stagiaires. Mais ce recrutement a trompé les espérances du gouvernement par le petit nombre de candidats qui se sont présentés ; et cela se comprend parfaitement, car des jeunes gens arrivés au grade de docteur en médecine, sont fixés déjà à l'avance sur le poste qu'ils doivent occuper, et leurs rêves d'avenir et d'établissement se plient difficilement au joug de la vie militaire avec les fatigues et les dangers qui en sont la conséquence. Du reste, parmi les jeunes docteurs qui ont été reçus comme stagiaires que de démissions ! Ces jeunes gens n'ont pas été élevés dans la médecine militaire, ils n'ont pas appris à l'aimer et à la respecter; ils n'ont pas grandi au sein de la famille, ils y entrent pour la plupart avec l'idée fixe de la quitter un jour ; pour eux c'est un état provisoire, une simple transition, une étape dans la vie ; et ce qui nous le prouve d'une manière irréfragable, c'est qu'à la seule injonction de signer un engagement, un certain nombre d'entre eux ont donné leur démission.

Une circonstance que nous devons signaler à l'attention générale, c'est que dans les premiers concours de médecins aide-majors stagiaires, il s'est trouvé beaucoup d'anciens élèves des hôpitaux d'instruction, heureux de rentrer dans ce corps où ils avaient commencé leurs premières études médicales. Puis le nombre de ces anciens élèves épuisé peu à peu par plusieurs admissions successives de candidats, et les concours subséquents se trouvant réduits à un si petit nombre de docteurs, il a fallu aviser à un nouveau mode de recrutement.

Ce que le gouvernement cherche dans les écoles qui doivent lui fournir des sujets pour les diverses carrières, c'est l'unité, la parité dans l'éducation et dans l'instruction, c'est l'habitude dans la discipline; mais ces deux éléments en qui se résument la force et l'esprit d'un corps, sont subordonnés à un troisième qui est l'âge. Une oscillation de dix années, dès le début d'une carrière, doit entrainer dans un corps constitué d'incroyables tiraillements, et le vouer par là à l'impuissance. Nous ne nous donnerons pas la peine de discuter ce fait bien compris ailleurs, et la médecine militaire, en la prenant à notre point de départ, plierait d'autant mieux ses soi-disant velléités d'indépendance à une nécessité dont elle a déjà tiré profit dans le passé, et qui ne manquerait pas, selon nous, de l'élever dans l'avenir.

Ainsi, comme nous l'avons dit, avec l'institution des stagiaires, le recrutement devenant de plus en plus difficile, on a dû recourir au nouveau décret qui rétablit les sous-aides, appelés à être les émules de ces hommes de courage et de dévoûment qu'on avait jugé convenable de supprimer.

Pour obtenir ce grade, on exige maintenant le diplôme de bachelier et huit inscriptions, c'est-à-dire deux ans d'études plus ou moins sérieuses, et après deux ou trois séances d'examens, on fait d'emblée un médecin sous-aide.

Quelle garantie scientifique peut présenter ce candidat ? Comparez-le, si toutefois la comparaison est possible, avec un ancien élève des hôpitaux d'instruction, qui avait passé trois années sur les bancs, qui avait subi un grand nombre d'examens, qui était formé au service militaire, et surtout aux habitudes de la discipline si nécessaire aux armées et aux camps. A temps égal d'études, nous posons comme un fait certain que nos élèves militaires, non seulement étaient d'une manière générale, aussi capables et aussi instruits que les éléves civils, mais nous affirmons comme une vérité incontestable, que pour tout ce qui est du ressort des bandages, des pansements et de la petite chirurgie, éléments qui constituent la base de la pathologie externe, ils étaient d'une notable supériorité.

Nous signalerons encore comme un fait d'une certaine gravité que plus l'on baisse le niveau scientifique d'admission, moins on a de candidats dans les concours.

Pour nous cette nouvelle création de sous-aides implique en principe le rétablissement des hôpitaux militaires d'instruction, qui avaient pour but de former et d'instruire les jeunes chirurgiens militaires. Les concours fournissant un nombre de sujets tout à fait insuffisant, force a été de prendre des médecins requis pour faire le service des hôpitaux et même des régiments. Nous savons tous, en général, quels sont leurs titres scientifiques rétribués si largement. Ces jeunes gens, au sein de leurs familles, au milieu des écoles secondaires et des Facultés, se garderont bien de se faire médecins militaires. Ils seront très-heureux de toucher une rente de l'État, en faisant leurs études, tout en conservant leur indépendance. Ainsi nous avons la guerre sur les bras, et nous ne pouvons pas combler les vides qui se font chaque jour dans nos rangs. Maintenant que l'expérience du nouveau système de recrutement est jugée d'une manière négative, il faut selon nous, rétablir l'ancien état de choses sur des bases nouvelles, et en harmonie avec les réformes imposées par l'observation, le progrès et les nécessités scientifiques.

Il est reconnu, en outre, que dans l'intérêt de la jeune génération militaire, il faut conserver les sous-aides actuels, mais ne plus provoquer de nouveaux concours pour ce grade.

Nous savons tous combien on végétait dans cette position quend des circonstances vous retenaient des années entières loin des Facultés. Il faut entrer dans le cadre directement comme docteur, mais au lieu de sortir d'emblée des rangs de la médecine civile, il faut avoir été formé et instruit dans les écoles militaires.

DU RÉTABLISSEMENT DES HOPITAUX D'INSTRUCTION AU POINT DE VUE DE L'ORGANISATION GÉNÉRALE.

Selon nos désirs et nos vœux qui sont, nous n'en doutons pas, l'expression de l'opinion générale, deux hôpitaux d'instruction seraient seulement rétablis, l'un dit d'application, l'autre dit de perfectionnement. Le titre de bacheliers ès-sciences sans aucune connaissance médicale préalable, serait seul exigible pour être admis à l'école.

Les Élèves seraient casernés, pendant deux années, et de plus seraient tenus de s'engager pour sept ans comme les élèves de l'école Saint-Cyr.

A la fin de la première année d'études, pendant laquelle ils auraient le titre d'élèves de 2e division, ils subiraient un examen pour devenir élèves de 1re division, puis un examen de sortie à l'expiration des deux années de stage, pour passer à l'école de perfectionnement. Là, pour faciliter leurs études, ils ne seraient pas casernés. A l'expiration de leurs quatre années de stage, une fois nantis de leurs seize inscriptions réglementaires, ils subiraient un examen de sortie, dit examen de capacité.

Puis ils auraient six mois pour prendre le grade de docteur en médecine, en continuant à faire le service à l'école, sans toutefois être astreints à suivre les cours d'une manière rigoureuse.

Au bout de ce laps de temps, tous ceux revêtus du diplôme seraient brevetés immédiatement aide-majors de deuxième classe, et passeraient, suivant leurs numéros d'admission de sortie, savoir : la première moitié dans les hôpitaux, la deuxième moitié dans les régiments. Une fois les médecins de la première moitié devenus aide-majors de première classe, ils entreraient dans les régiments, et ceux de la dernière moitié, parvenus à la première classe, passeraient dans les hôpitaux.

Ce dernier poste, qui est sans contredit le plus instructif, serait une prime d'encouragement pour les jeunes gens studieux, qui continueraient à se perfectionner dans l'étude des sciences médico-chirurgicales, jusqu'à leur passage à la première classe.

Ceux qui n'auraient pas produit leur diplôme en temps voulu, perdraient le bénéfice de leur rang d'admission à l'examen de sortie, et seraient promus au grade d'aide-major de deuxième classe, à mesure qu'ils justifieraient du diplôme de docteur.

De plus, leurs quatre années d'études leur seraient comptées à la retraite comme six années de service effectif.

Ceux qui désireraient prendre leurs grades soit à Montpellier, soit à Strasbourg auraient seulement un congé de trois mois aussitôt après le classement de l'examen de sortie.

DE L'ÉCOLE D'APPLICATION ET DE SON ORGANISATION INTÉRIEURE.

Un membre du conseil de santé serait directeur de l'école ; il aurait sous ses ordres : 1° Un médecin principal chargé des fonctions de major dans un régiment ;

2° Un major ou un aide-major faisant les fonctions de trésorier ;

3° Quatre aide-majors faisant les fonctions de capitaines adjudants-majors, et chargés en même temps de la santé des élèves ;

4° Un aide-major bibliothécaire, chargé de la conservation des pièces anatomiques.

DES PROFESSEURS.

Ils seraient pris parmi les professeurs actuels de l'école du Val-de-Grâce ; de nouvelles chaires seraient créées pour remplir les vides, et toutes seraient obtenues à la suite d'un concours où seraient admis les médecins militaires de tous grades.

Il y aurait à l'école d'application :

Pour les élèves de 2e division :

1° Un professeur de chimie,

2° Un professeur de physique,

3° Un professeur de botanique,

4° Un professeur d'anatomie,

5° Un professeur de bandage et de petite chirurgie.

Pour les élèves de 1re division :

1° Un professeur de pathologie interne,

2° Un professeur de pathologie externe,

3° Un professeur d'anatomie,

4° Un professeur d'équitation (accessoire reconnu indispensable par l'expérience, et adopté dans toutes les écoles militaires).

Les deux professeurs de pathologie interne et externe seraient chargés des cliniques respectives.

Enfin des conférences hebdomadaires seraient établies, et rouleraient sur les différents cours.

UNIFORME.

Les élèves de l'école d'application auraient l'uniforme des anciens élèves de 1re division, et paieraient une pension annuelle de 1,000 fr.

DU CHOIX DE LA VILLE OU DEVRAIT ÊTRE CRÉÉE L'ÉCOLE D'APPLICATION.

La ville de Montpellier, outre l'importance de sa position géographique, aurait un avantage immense, celui de la présence de la Faculté. Là, les élèves se pénétreraient facilement des doctrines de cette école, qu'ils compareraient plus tard avec les doctrines de Paris, de telle sorte qu'ils deviendraient par la suite des médecins éclectiques, au lieu d'être tout simplement des spiritualistes ou des solidistes.

DE L'ÉCOLE DE PERFECTIONNEMENT ET DE SON ORGANISATION INTÉRIEURE.

1° Un médecin inspecteur-directeur,

2° Deux médecins principaux sous ses ordres chargés de l'administration.

3° Six aide-majors chargés soit de la discipline, soit de la bibliothèque, soit du musée d'anatomie.

PROFESSEURS.

1° Professeur d'anatomie,

2° Professeur de pathologie interne,

3° Professeur de pathologie externe,

4° Professeur de physiologie,

5° Professeur d'hygiène,

6° Professeur de thérapeutique,

7° Professeur chargé d'apprendre le règlement et le service en campagne,

8° Professeur de langues vivantes.

Ces cours seraient obligatoires pendant deux ans.

Les élèves de l'école de perfectionnement, qui continuerait à avoir son siége au Val-de-Grâce, seraient tenus de suivre de temps en temps les cliniques des hôpitaux civils pour se familiariser avec la pathologie de la femme et de l'enfant.

Les professeurs, comme ceux de l'école d'application, seraient pris parmi les professeurs actuels de l'école du Val-de-Grâce ; les nouvelles chaires créées et non occupées seraient également mises au concours, et tous les médecins de l'armée, quel que soit leur grade, auraient le droit d'y prendre part.

Voilà sur de larges bases comment nous entendons le rétablissement des hôpitaux d'instruction et de perfectionnement, après en avoir compris et démontré l'urgence.

Nous réclamerons l'indulgence sur les questions de détails, mais nous désirons ardemment obtenir l'unanimité des suffrages pour la question de principes, sur laquelle repose l'avenir du corps de santé militaire.

RRIET, LEX, MORIN,
Médecins aide-majors.

Lyon. — Imprimerie d'Aimé Vingtrinier, quai St-Antoine, 36.

www.ingramcontent.com/pod-product-compliance
Lightning Source LLC
LaVergne TN
LVHW050509160826
845677LV00003B/1023